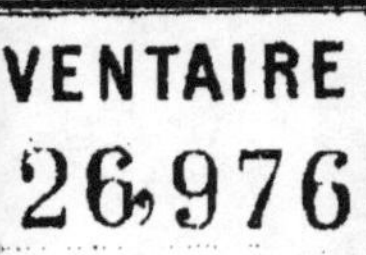

CONFÉRENCES

INSTITUÉES PAR

L'ACADÉMIE IMPÉRIALE DE METZ

5e ANNÉE

LES

ÉTAGES DE LA VIE

PAR

E. FAIVRE

METZ

CHEZ TOUS LES LIBRAIRES

Prix: 25 centimes

LES

ÉTAGES DE LA VIE

CONFÉRENCES

INSTITUÉES PAR

L'ACADÉMIE IMPÉRIALE DE METZ

5e ANNÉE

LES

ÉTAGES DE LA VIE

PAR

B. FAIVRE

METZ

CHEZ TOUS LES LIBRAIRES

1869

Metz. — Imprimerie de Ch. Thomas, rue Jurue, 1.

LES

ÉTAGES DE LA VIE

Metz, Hôtel-de-Ville, 5 décembre 1868.

MESDAMES, MESSIEURS,

L'Académie Impériale de Metz a bien voulu, cette fois encore, m'honorer d'une petite place parmi ses conférenciers. Je lui en suis reconnaissant, et je l'en remercie.

J'attacherais moins de prix à cette faveur, si je ne sentais que j'ai quelque chose à dire; et si je n'étais convaincu, comme je le suis, que nous vivons dans un temps où il n'est pas opportun de se taire.

Solon, dans sa vieille Athènes, avait voulu que tous les citoyens prissent parti quant aux affaires de l'État. La législation ne permettait à personne de rester chez soi et de s'enfermer dans une prudente neutralité. Mon opinion est qu'il en devrait être ainsi quant aux choses de la pensée; et qu'à défaut des lois, qui n'ont rien à voir ici, il faudrait que ce fût un devoir pour tout homme qui pense, de dire ce qu'il croit juste et vrai, parmi ce grand mouvement de la pensée qui caractérise notre époque.

Parler pour parler est peu de chose; ce n'est pas le fait d'un homme qui sent et qui se respecte. Mais parler avec l'intention, avec l'espoir d'éveiller la raison, de contenter le bon sens, de faire battre les cœurs honnêtes, cela me paraît une chose bonne toujours, mais spécialement bonne et utile en ce temps de curiosité.

Ce que je vais essayer de faire, tous ces Messieurs dont vous avez vu les noms sur l'affiche, le feront à leur tour avec l'autorité du savoir et du talent. Je passe le premier, on l'a réglé ainsi. Après tout, il faut bien que quelqu'un commence.

Je voudrais seulement que ma Conférence, puisque c'est une Conférence que je vais vous faire, fût ce qu'elle n'est pas, ce qu'elle devrait être, pour ne pas vous fatiguer et vous ennuyer. Le titre en est bizarre, la matière subtile et délicate. Quelquefois je m'imagine qu'elle aurait mieux convenu à un amphithéâtre où il n'y aurait eu que des étudiants.

Je ne sais, d'ailleurs, si ce que je vais dire est neuf ou vieux; si cela court les rues avec tous les anas de la science et de la philosophie ; ou si c'est pour la foule une de ces singularités qui étonnent d'abord, et qui prennent peu à peu possession des esprits.

C'était neuf pour moi, j'ai pensé que ce serait neuf pour quelques-uns. Ma raison y avait trouvé je ne sais quoi de simple et de clair qui m'avait donné un grand repos de cœur ; je me suis figuré qu'en communiquant à d'autres le résumé de mes réflexions, je pourrais leur procurer le même bien. Me suis-je trompé? Nul ne me le dira. Mais puisque mon intention est bonne, cette considération ne doit pas m'arrêter. Ce serait, en définitive, accorder trop d'importance à quelques heures de temps perdu.

Vous allez donc savoir, Mesdames et Messieurs, si je parviens à me faire comprendre, ce que j'ai voulu dire par ces *Etages de la Vie* que j'ai donnés pour titre à la Conférence de ce soir.

La Vie! quel sujet, alors même qu'on n'y verrait qu'une sorte d'édifice bourgeois, avec son rez-de-chaussée, son premier, son deuxième, son troisième! La Vie, Messieurs, quelle grande et profonde chose! Quelle obscurité d'une part, de l'autre quel intérêt! Tout se réunit autour de cette énigme pour exciter l'attention.

Puissé-je obtenir la vôtre, sinon par la façon dont je vais vous en parler, du moins par l'importance qui s'attache à la matière elle-même de cet entretien.

Je ferai de mon mieux; soyez assez bons pour ne pas vous rebuter.

I.

Voici une expérience, un peu naïve, que tout le monde pourrait faire. Vous avez un grain de blé; vous en prenez l'empreinte dans une coquille de noix de plâtre mou; puis vous remplissez ce petit moule d'une quantité suffisante de pâte de froment, laquelle, en se durcissant par la dessication, vous donne bientôt un nouveau grain de blé d'une parfaite ressemblance avec le premier. Même configuration, mêmes dimensions, même substance, rien n'y manque. Vous pourriez même, au besoin, pour achever l'illusion, enlever sur un grain de froment quelconque la pellicule jaunâtre qui donne le son à la mouture, et en revêtir l'ingénieux produit de votre industrie; avec un peu d'adresse vous finiriez par ne plus pouvoir distinguer, l'un de l'autre, le blé naturel et le blé artificiel. Vous voilà aussi savant que le bon Dieu. Il ne reste plus qu'à mettre en terre les deux jumeaux pour achever le parallèle et montrer jusqu'au bout que l'œuvre humaine n'est aucunement inférieure à l'œuvre Divine : Un pot de terre sur votre fenêtre suffit pour la démonstration. Mais, hélas! ici s'évanouit la glorieuse ressemblance : l'un des deux grains, celui que vous savez, se décompose et pourrit tristement : l'autre s'élance vert et vigoureux, et dans quelques mois il se couronnera d'épis prêts à donner une moisson *de poupée*. Ils ne se ressemblaient donc qu'en apparence, que pour le dehors ; dans leur nature intime, dans leur essence, ils différaient...... comme la vie et la mort.

Oui, le grain du bon Dieu avait en lui la vie, le grain de l'homme ne portait dans son sein que la mort. Il n'y avait entre eux que cette légère différence, un rien, si vous voulez; mais ce rien, c'était tout. Que si vous décomposez le grain de blé naturel, vous y trouverez, comme dans le grain de blé artificiel, la substance farineuse dont vous avez pétri ce dernier; seulement, il y avait de plus un point, un point unique, imperceptible, que vous n'aviez pas remarqué, que vous n'auriez pas su imiter non plus, je le crains fort; et ce point renfermait un grand mystère. Quand on veut singer l'œuvre divine, il est rare qu'on n'oublie pas quelque chose.

Or, ce mystère des mystères, je n'essaierai pas de l'approfondir; de plus habiles que moi y ont perdu leur latin. Je me contenterai d'en considérer les curieux phénomènes.

Le premier qui me frappe, c'est cette force qui, d'abord inerte, endormie, s'éveille tout à coup sous l'empire de certaines circonstances, et entre en acte avec une énergie croissante qu'aucun art humain ne peut simuler. Cette force réside dans le germe, dans l'imperceptible point que nous disions tout-à-l'heure. Lui seul en est doué effectivement, car la substance farineuse qui l'accompagne n'est qu'un aliment dont il se nourrira pendant les premiers temps de son évolution, et ne constitue en aucune façon le principe vital de la plante. C'est le germe seul qui vit ; et vivre, pour lui, c'est précisément être en possession d'une force capable d'attirer, d'absorber les substances assimilables qui sont à sa portée, et en composer peu à peu l'être nouveau dont il est le point de départ. Mais, comme ces substances doivent être puisées dans le sol par les racines et dans l'atmosphère par les feuilles, il a fallu, en attendant l'apparition des unes et des autres, que le germe trouvât tout près de lui des sucs nourriciers appropriés à ses premiers besoins, comme l'enfant trouve le lait maternel en attendant qu'il puisse supporter des aliments plus solides; et la farine du blé est précisément le lait du petit germe, la substance onctueuse et douce qui le gonflera peu à peu, et donnera naissance, d'une part à la *radicule* qui va s'enfoncer dans le sol, de l'autre à la *gemmule* qui ira chercher au dehors les trésors de l'atmosphère.

Ainsi le germe est vivant, et le premier principe de cette vie dont il est doué, c'est une force, et une force d'absorption et d'assimilation. Or, ce principe, dans sa nature intime, échappe à toutes les investigations de l'observation et de l'expérience, nos sens les plus aigus et les plus exercés n'en peuvent rien saisir: et cependant c'est quelque chose de si réel et de si vrai, que si vous refusez de l'admettre, il vous est absolument impossible de concevoir les plus élémentaires phénomènes de l'évolution vitale. Cette force, au reste, n'entre en acte qu'à son heure et dans certaines conditions déterminées; elle peut même sommeiller pendant longtemps sans perdre sa vertu; le comte de Sternberg a semé des grains trouvés dans un cercueil de momie, et deux de ces grains ont germé, après combien de siècles d'enfouissement! Mais, quelle que soit la durée de la vertu germinative des plantes, cette vertu, je le répète, la force mystérieuse par laquelle le germe se nourrit et se développe, est une réalité incontestable qu'on ne peut pas plus nier qu'on ne peut la comprendre.

Tel est donc le premier principe de toute Vie, une force; rien ne s'explique sans cela. Mais si cette force était l'unique principe de la Vie, comme elle consiste uniquement dans l'absorption des matières assimilables, cette absorption s'opérerait d'une manière informe et confuse, sans plan, sans règle, au hasard ; rien de ce que nous observons dans le développement des êtres, ne se produirait. Il s'en faut de tout, en effet, que la force vitale s'exerce au hasard ; elle agit, au contraire, suivant un plan donné, avec une fidélité merveilleuse qu'on n'admire pas assez. Chaque espèce a le sien, qui est fixe, invariable, qui ne se confond avec aucun autre. Le grain de blé, tout en faisant pénétrer sa racine chevelue dans le terrain meuble qui lui a été préparé, dresse en l'air sa tige menue, enveloppée de longues feuilles minces, et nouée de distance en distance, puis se termine par un épi qui porte au mois de juin de petites fleurs, et, peu après, ces grains jaunes qui font le principal aliment de l'homme et par lesquels nous avons commencé notre étude. Un pois, un haricot, une faîne, un gland pousseront d'autres racines, une autre tige, d'autres feuilles, porteront d'autres fleurs, d'autres fruits, mais toujours et invariablement dans la même espèce les mêmes racines, la même tige, les mêmes feuilles, les mêmes fleurs, les mêmes fruits, sans qu'aucune puisse jamais se confondre avec une autre. Il suit de là que pour chaque espèce il y a une forme déterminée suivant laquelle s'opère le développement vital ; et c'est un second principe qu'il faut admettre aussi absolument, aussi nécessairement, que la force d'absorption et d'assimilation que nous avons primitivement reconnue. L'un est aussi insaisissable, aussi inexplicable que l'autre ; mais on ne peut pas plus les nier que les expliquer, et tous deux sont inhérents au germe initial. Ils ne surviennent pas dans la suite ; ils sont contenus dans le germe dès l'instant même de la fécondation, qui lui donne l'être et la vie. Oui, dans cet embryon à peine consistant, il y a une force et une forme ; rien ne nous révèle ni l'une ni l'autre, mais elles existent. Ce sont, si vous voulez, des êtres de raison, des abstractions de l'esprit; mais essayez d'expliquer sans elles la végétation d'un lichen, vous n'en viendrez pas à bout. Que ce soit un mystère, un insondable mystère, j'en tombe d'accord. Que je tente de me représenter, par un effort de l'esprit, en présence d'une semence de tilleul, par exemple, et de l'invisible germe qu'elle contient dans sa sphère infime, la force et la forme qui en feront dans quelques siècles peut-être un de ces colosses qui ombragent nos avenues ou nos promenades, c'est là, j'en conviens, une de ces tentatives désespérées qui viennent se heurter aux limites prochaines de l'impénétrable; mais, parce que je recule devant la profondeur des ténèbres que j'ai essayé de percer, ce n'est pas un motif pour que je rejette les deux principes nécessaires sans lesquels je ne puis concevoir ni la croissance de mon tilleul, ni la forme interne et externe suivant laquelle s'est opérée lentement cette croissance jusqu'à donner un géant *dont la tête au ciel est voisine, et dont les pieds touchent à l'empire des morts.* Je puis être confondu, renversé, ma raison peut se perdre dans ces étourdissantes merveilles; mais, encore une fois, depuis l'algue flottante de nos marais, depuis la mousse humide des rochers, jusqu'au tilleul de nos jardins, jusqu'au chêne de nos forêts, dans toute l'étendue du règne végétal, je suis forcé de reconnaître une force et une forme comme les deux principes essentiels de la vie. C'est inexplicable, mais cela est; nul argument ne saurait ébranler notre foi à cet égard.

Ce n'est cependant pas tout encore. Le Végétal ne se développe pas seulement, il se reproduit : autre merveille aussi inexplicable que les précédentes, mais tout aussi certaine, et qui s'opère constamment sous nos yeux. Je n'ai la prétention d'apprendre à personne que du blé naît le blé, du saule le saule, du chêne le chêne. Toute mystérieuse qu'est cette transmission de la vie, il semble que les procédés au moyen desquels elle s'effectue, échappent moins à nos sens que cette force et cette forme invisibles qu'elle a pour mission de perpétuer. Nous croyons la voir et la saisir dans ses secrètes opérations, qu'elle essaye toujours de nous dérober, tandis que la force et la forme sont pour notre esprit un pur idéal qui échappe à nos plus puissants moyens d'investigation, et que nous n'imaginerions jamais si nous n'y étions contraints par l'évidence des faits accomplis. Je n'insisterai donc pas sur la réalité de ce troisième principe qui ne saurait être contestée; je me bornerai à le signaler comme le complément des deux autres.

La force qui donne l'accroissement, la forme suivant laquelle le développement s'opère, la faculté reproductive qui perpétue l'espèce, voilà les trois éléments essentiels sans lesquels nous ne pouvons aucunement comprendre la vie des végétaux. Y en a-t-il d'autres? Je l'ignore, mais ceux-là me semblent d'une absolue nécessité; sans eux, je l'avoue, je ne m'explique rien.

II.

Que si maintenant du règne Végétal nous passons au règne Animal, nous ne tardons pas à voir la sphère de la Vie s'accroître; nous sentons que nous avons gravi un nouveau degré de l'échelle des êtres. Ne sortons pas, si cela vous est égal, du monde rustique qui nous a fourni notre premier sujet d'étude. Voici un œuf, un œuf de poule recueilli dans la ferme où nous avons ramassé notre grain de blé. Or, cet œuf est un poulet futur, tout comme le grain de blé était un pied de froment en espérance. Là aussi il y a un germe, un germe que tout le monde connaît, et qui entrera en évolution dès que l'œuf qui le contient aura été placé dans les conditions nécessaires au développement de la vie qui lui est propre. Quant à la petite sphère jaune qui occupe le centre de l'œuf, et au liquide visqueux qui remplit le reste de la cavité de la coquille, ce n'est nullement le poulet; c'est l'aliment nourricier aux dépens duquel croîtra et se développera le germe, c'est l'analogue de la substance farineuse dont nous avons reconnu l'emploi dans les premiers temps de la germination du blé. Mais déjà, si vous y avez fait attention, nous nous trouvons en présence des principes élémentaires qui président nécessairement à l'évolution de la vie végétale. D'une part, la force d'absorption et d'assimilation, sans laquelle le germe demeurerait inerte sous son enveloppe; de l'autre, la forme spécifique sans laquelle le germe absorberait confusément les substances qui l'environnent, et ne donnerait jamais ni un poulet ni un être organisé quelconque. Il y a donc là, comme dans notre grain de blé, une force et une forme ; et c'est en raison de ces deux conditions essentielles de la vie, qu'après les jours d'incubation écoulés, la coquille s'ouvre, et vous voyez apparaître, à la place du blanc et du jaune absorbés, une petite poule en miniature douée de tous les organes propres à son espèce. Comment cette métamorphose s'est opérée, je ne vous le dirai pas, et pour cause ; mais elle s'est opérée, voilà le fait, et certainement elle n'aurait pas eu lieu si le germe n'avait pas été vivant, c'est-à-dire s'il n'avait pas renfermé, dans son excessive petitesse, cette force et cette forme auxquelles il faut revenir toujours si l'on veut comprendre quelque chose à l'évolution de la Vie. A ces deux principes il faut naturellement ajouter celui de la reproduction, puisque, depuis que le monde est monde, les poules font des œufs et les œufs font des poules, je veux dire que l'espèce se reproduit indéfiniment sans qu'on puisse prévoir quel sera le dernier anneau de cette chaîne sans fin.

Ainsi, dans le monde animal comme dans le monde végétal, une force qui absorbe et assimile, une forme qui règle l'action de cette force, une faculté de reproduction qui maintient et perpétue l'espèce. Jusque là l'identité est parfaite entre les deux règnes; mais la ressemblance ne va pas plus loin, et ici commence pour l'animal une série d'éléments inconnus à la plante. Piquez votre poulet avec une épingle, vous le verrez trahir par certains cris, par certains mouvements, un sentiment de douleur absolument étranger à quelque plante que ce soit. L'Animal est doué de la sensibilité physique, il jouit et il souffre, il connaît le plaisir et la douleur; il y a là pour lui un privilége qui l'élève dans la Vie au-dessus du Végétal.

Il est doué, en outre, du mouvement volontaire, cette autre faculté qui manque à la plante. Le poulet, à peine sorti de sa coquille, qu'il a brisée lui-même, va et vient à son gré, suit ou devance sa mère couveuse, se jette sur les petits grains qu'elle lui montre du bec, gratte bientôt la terre avec ses jeunes ongles, et se précipite sous les ailes maternelles à la moindre apparence de danger. Ce n'est donc plus cet être immobile, cloué à la terre, dépourvu de nerfs et de muscles, qui se contente de croître, et qui attend pour prendre l'exercice nécessaire à la circulation de ses fluides, les agitations de l'atmosphère. Nous sommes en réalité dans un monde nouveau, aussi supérieur au monde de la Plante, que celui-ci est supérieur lui-même au monde du Métal et de la Pierre.

Mais là ne se borne pas encore la vie animale. J'ai vu un petit poussin, éclos depuis quelques heures à peine, qu'on avait placé sur la tablette d'une fenêtre au soleil, je l'ai vu se coucher doucement sur le côté, allonger une patte, soulever l'aile qu'il avait de libre, et fermer à demi ses petits yeux, d'un air de jouissance, comme faisaient dans la poussière de la basse-cour tous les individus de sa race. J'ai reconnu là l'instinct, cette mystérieuse faculté de la Bête, qui lui fait distinguer ce qui lui est salutaire et ce qui lui est nuisible, qui lui indique sa pâture, qui lui signale son ennemi, qui lui indique les saisons, les temps propices, qui lui apprend à se construire des abris, qui rapproche les sexes, qui pourvoit à la faiblesse des petits, qui veille, en un mot, à la conservation des individus et à la perpétuation de l'espèce. C'était l'instinct, en effet, qui se manifestait dans cet être infirme, fraîchement émergé du néant ; nouvel *étage de la vie* auquel ne saurait s'élever la Plante. On voit bien un arbuste qui étouffe dans un lieu étroit et ombragé, allonger ses branches amaigries pour aller chercher en haut l'air et la lumière; mais est-ce là l'instinct comme chez ce chien qui, enfermé dans un chenil de chemin de fer, passe son museau par les fentes pour respirer? Les faits se ressemblent, le principe diffère. Non, la Plante n'est pas douée de l'instinct comme l'Animal, du moins dans la même mesure ni avec les mêmes caractères. Et l'on peut dire que si les deux règnes ont en commun, comme nous l'avons vu, la force vitale, la forme spécifique et la faculté de reproduction, en revanche le règne Animal possède en propre la sensibilité physique, le mouvement volontaire et l'instinct proprement dit, qui manquent au monde Végétal.

Nous avons donc fait un pas de plus dans cette piquante étude de la Vie, nous nous sommes élevés à un ordre nouveau et supérieur dont nous possédons maintenant les principaux caractères. Mais sommes-nous bien arrivés au dernier terme, à la limite suprême des choses, et n'y a-t-il rien au-delà? Les merveilles de l'instinct sont-elles le dernier degré du mouvement ascensionnel de la Vie?

III.

Tandis que je médite sur ce grand mystère, une joie insolite se manifeste à la ferme ; un gros garçon est né au fermier. C'est fête parmi les valets et les servantes ; les parents et les voisins viennent féliciter l'heureux ménage ; les chevaux, les bœufs, les brebis semblent prendre part à l'arrivée de leur futur maître. C'est bien une autre apparition que l'éclosion de notre poulet ou la germination de notre grain de blé !

Cependant quelle a été la première entrée dans la vie de l'être nouveau qui est reçu aujourd'hui avec ces acclamations joyeuses? Avait-il, à la première heure de son invisible existence, ce corps, ces membres, ces sens à demi éveillés, cette voix impatiente, ces mouvements mutins, qui font naître tant d'admiration, qui vont exciter tant de sollicitude? Il s'en faut bien. Hélas! nous avons beau nous enfler, notre origine à tous, grands ou petits, ignorants ou savants, a été bien humble ; comme le germe du blé, comme celui du poulet, le germe de l'homme est à peine saisissable à la science, et l'héritier du premier empire du monde n'a pas commencé autrement que l'obscur héritier de la ferme.

Nous ne sommes donc, à cette première heure, qu'un rien vivant. Mais il suffit que ce rien vive, pour qu'il croisse, pour qu'il se développe, et qu'il prenne peu à peu dans le sein maternel ce corps, ces membres, ces sens, cet admirable ensemble d'organes qu'il apporte à son apparition au jour. Ainsi, le germe humain, comme le germe animal et le germe végétal, est doué de la force d'absorption et d'assimilation, en même temps que de la forme régulatrice de l'accroissement vital. Sous ce double rapport, il ressemble en tout point au germe de notre blé et au germe de notre poule. Comme il est doué d'ailleurs de la faculté reproductive, la similitude est parfaite; la vie commence pour l'Homme comme elle commence pour la Plante et pour l'Animal.

Inutile d'ajouter que l'Homme, non plus déjà comme la Plante, mais assurément comme la Bête, est doué de la sensibilité physique, qu'il jouit et qu'il souffre, qu'il goûte le plaisir et ressent la douleur. Le petit fermier en herbe a des coliques, qu'il sait parfaitement exprimer par ses cris; il a aussi des jubilations d'appétit satisfait, qu'il témoigne langoureusement, par son air de béatitude, sur l'oreiller de son berceau.

Il a de plus le mouvement volontaire, qu'il ne manifeste encore peut-être que par le trépignement de ses pieds et les vagues agitations de ses petits bras; mais qui aura un tout autre sens quand il ira jeter des pierres aux oies dans la mare, et qu'il fuira devant la correction dont son père le menacera pour ses hauts faits.

Enfin, comme les oies, comme les poules de la ferme, il a l'instinct. Personne ne lui a appris à saisir entre ses lèvres rosées et à presser de sa langue creusée en gouttière le sein que sa mère lui présente; personne ne lui a appris non plus à avertir par ses vagissements qu'il faut renouveler ses langes, ou qu'il est temps de le changer de posture et de lui faire prendre l'air. Tout cela se fait en lui sans lui, sans qu'il en ait conscience, sans qu'il le raisonne au moins. Il agit à cet égard comme les animaux, par une impulsion secrète qui ne suppose ni prévoyance ni délibération; et cette faculté, bien qu'affaiblie et restreinte, il la conservera dans tout le cours de son existence, comme une marque de son affinité avec le monde qui s'arrête aux frontières extrêmes du domaine de la raison.

Pour nous résumer, nous trouvons dans l'Homme comme dans l'Animal, une force, une forme, la faculté de reproduction, la sensibilité physique, le mouvement volontaire, l'instinct. Mais là s'arrête encore une fois la ressemblance, et voici des éléments d'un autre ordre dont il n'y a nulle trace ni dans la Plante, ni dans la Bête.

Qu'un chien vous vole un chapon, vous ne le citerez pas à comparaître devant la justice du lieu, si ce n'est pour amuser un vieux juge tombé en enfance; c'est une plaisanterie, et partout ailleurs qu'à la comédie Citron en sera quitte pour quelques coups de hart qui le tiendront une autre fois sur ses gardes. Mais que le fils de notre fermier parvenu à l'âge d'homme, sujet médiocre et mal élevé, s'avise de soustraire dans la caisse d'un négociant, son patron, quelques billets de mille francs, pensez-vous que tout se bornera pour lui à une volée de coups de canne sur les épaules en guise de leçon et d'avertissement? Vous savez bien que non, et déjà vous voyez se dresser pour le criminel violateur du droit de propriété l'ignominieux appareil de la police correctionnelle ou de la cour d'assises; et s'il est condamné, non-seulement à la restitution de l'argent volé, mais à plusieurs années d'une dure et déshonorante détention, personne ne songera ni à blâmer le juge ni à réclamer contre la loi. Quelle différence y a-t-il cependant? Pourquoi le chien n'est-il pas traité comme l'homme, pourquoi l'homme n'est-il pas traité comme le chien? — C'est que le chien, ai-je besoin de le dire, est un être dépourvu de raison et de liberté, qui n'a pas la responsabilité de ses actes; et que l'Homme, doué du discernement du juste et de l'injuste, parfaitement libre de faire le bien ou le mal, dont il a la loi gravée au plus profond de sa conscience, est responsable de ses actions. La Bête n'a que son instinct, dont elle suit aveuglément et fatalement les appétits; l'Homme a l'intelligence pour discerner, la liberté pour choisir, la raison pour réprimer ses convoitises. Avec l'Homme nous entrons dans une sphère nouvelle de la Vie; c'est un horizon nouveau qui s'ouvre devant nous; voici venir le monde moral, qui se résume dans ce mot profond: *Responsabilité.*

C'est là en effet le trait essentiel, fondamental, qui distingue le règne de l'Homme du règne de la Bête, du règne de la Plante, à plus forte raison du règne des Corps bruts. Ici, plus de confusion possible. On discute sur l'intelligence des animaux, sur l'âme des animaux; certains naturalistes inclinent à accorder aux végétaux la sensibilité, et ne seraient pas éloignés d'admettre quelques vestiges de vie organique jusque dans les minéraux : mais du moment que vous demanderez si les bêtes, si les plantes, si les pierres ont la responsabilité, nul ne sera assez hardi ou assez insensé pour répondre affirmativement. Or, si l'Homme, et l'Homme seul, est responsable, c'est parce que seul il est libre, parce que seul il est doué de la raison, parce que seul il est une *Personne*.

Et remarquez que ce caractère exclusif de la personnalité qui distingue l'être humain de tous les êtres organisés ses compagnons terrestres, remarquez que ce caractère lui est inhérent dès les premiers battements de son existence. Oui, le germe inerte, insensible, informe, qui doit être un homme un jour, est déjà une Personne ; et, à ce titre, des lois sévères le protègent contre toute atteinte criminelle dont il pourrait être menacé. Nul ne vous demandera compte de la vie ou de la mort de l'agneau que votre brebis porte dans ses flancs; la société veille, armée du glaive de la justice, sur l'existence de la créature, à peine soupçonnée, qui sera quelque jour un être moral.

Ainsi, le germe humain, à dater de l'instant où il prend vie est une Personne; et s'il est une Personne, c'est qu'il est doué de la raison, de la liberté, de la responsabilité. Bien plus, il est perfectible, c'est encore un de ses caractères; toutes ses facultés physiques, intellectuelles, morales, sont susceptibles d'une culture qui peut les développer à l'infini. L'individu est perfectible, la race entière est perfectible; les progrès accomplis par une génération sont recueillis par les générations qui lui succèdent; et, de siècle en siècle, le genre humain s'enrichit de trésors accumulés depuis l'origine des choses. L'araignée tisse et tend sa toile aujourd'hui comme a tissé et tendu la sienne la première de toutes les araignées; l'homme de nos jours élève ses palais et ses temples là où nos premiers pères, après avoir longtemps habité les cavernes, construisaient péniblement leurs huttes grossières.

Mais si l'Homme peut croître en beauté, en sagesse, en vertu, il peut aussi, par l'abus de sa liberté, décroître, se corrompre, tomber dans la laideur physique et dans la laideur morale. Seulement, par une prérogative qu'on ne remarque pas non plus assez, de cette laideur il peut revenir à la beauté dont il est déchu, *le mal moral est rémissible*, l'homme coupable peut se réhabiliter. Or, l'agent de cette restauration, de cette transformation, c'est le repentir, qui rend à l'âme sa noblesse, sa pureté, son innocence. L'honneur, si l'on veut, est *une île escarpée et sans bords où l'on ne rentre plus dès qu'on en est dehors;* la beauté morale, après avoir été perdue, peut être recouvrée; elle peut refleurir dans son premier état, et telle femme, qui a scandalisé le monde par sa vie licencieuse, a pu l'édifier ensuite et l'édifie encore après dix-huit siècles par l'héroïsme de sa pénitence. C'est là un autre des caractères de notre nature élevée, de cette nature exquise, malgré ses faiblesses, qui a permis de dire *que l'Homme a été créé à l'image de Dieu.*

Oui, l'Homme, qui est fragile et faillible, peut se relever de ses chûtes. Ses souillures ne lui restent pas imprimées pour toujours, il dépend de lui qu'elles s'effacent du livre auguste de l'éternelle justice; mais en revanche, si le repentir ne survient pas, la tache persiste, et si le coupable meurt avant que la Justice souveraine ait été satisfaite, la tache traverse la mort: il ne saurait en être autrement. Le mal moral ne s'évapore pas comme une flaque d'eau au soleil, il ne s'efface pas avec le temps du souvenir de

Dieu, comme il s'efface quelquefois de la mémoire des hommes; il reste indélébile, indestructible, et comme il faut absolument qu'il soit expié, il suit que le coupable doit de toute nécessité franchir avec lui les portes du tombeau. De là l'*Immortalité*, cette grande chose que nous espérons et que nous redoutons, et qui est le dernier trait par lequel nous différons des créatures inférieures.

Nous sommes immortels, parce que nous sommes libres et responsables, et parce que, si notre compte avec la divine Justice n'a pas été réglé en ce monde, il est indispensable qu'il le soit dans un autre. Que si les animaux ont une âme, comme le veulent certaines personnes, du moins cette âme irresponsable n'a aucun compte à régler avec la Justice souveraine, et l'on ne voit point de raison pour qu'elle franchisse les limites de la vie présente. Il n'en est point ainsi de l'âme humaine, cela est évident : ou bien elle est immortelle, ou bien il n'y a ni liberté, ni responsabilité, ni loi morale, ni Justice suprême; il n'y a que les lois fatales de la matière, comme on ose quelquefois l'affirmer.

Je me résume encore une fois. — Le germe humain, cet infiniment petit en qui nous avons reconnu non-seulement une force, une forme, la faculté reproductive; non-seulement la sensibilité, le mouvement volontaire, l'instinct; mais encore la raison, la liberté, la responsabilité, la perfectibilité, la *réhabitabilité*, est doué en outre de l'immortalité, ce don céleste qui couronne tous ses privilèges. Il comprend donc à la fois, dans son demi-néant, la vie végétale, la vie animale, la vie morale. Il possède tout ce que possède la Plante, tout ce que possède la Bête; mais ce qui le distingue de l'une et de l'autre, il l'a en propre et sans partage. Quelques-uns veulent ravaler l'Homme jusqu'à l'Animal, d'autres veulent élever l'Animal jusqu'à l'Homme; pour moi, je le confesse, je ne comprends pas qu'en présence des caractères tranchés de ces trois Vies, on ne sente pas les distances qui les séparent et la gradation évidente qui les relie, surtout quand on a pris pour point de départ la vie Minérale qui porte les trois autres, et qui élève à quatre le nombre des *étages* entre lesquels se partage le classement des êtres sur notre globe.

IV.

Il resterait peut-être ici à se demander si la Vie humaine est le dernier degré d'excellence que l'être puisse atteindre; si, comme le pensent quelques philosophes, l'Homme ne doit pas être un jour remplacé sur la terre par des créatures qui lui soient aussi supérieures qu'il est supérieur lui-même aux animaux ses prédécesseurs; ou bien si, comme d'autres le supposent, il n'y a pas dans l'immensité des mondes habitables des êtres élevés à tous les degrés de la beauté morale, par conséquent des populations célestes au prix desquelles l'Homme est d'une inexprimable pauvreté. Ce sont là des pensées qu'il est très-permis d'avoir, mais sur la vérité desquelles, selon toute apparence, nous n'arriverons jamais à aucune espèce de certitude.

C'est déjà beaucoup que, sans sortir de notre siècle et de notre sphère, le regard de la pensée ait pu pénétrer dans l'impénétrable nuit qui enveloppe ces mystères de la Vie. Nous ne savons pas ce qu'est cette force, ce qu'est cette forme, que nous avons trouvées à l'origine de tous les êtres organisés ; mais nous savons qu'elles sont et que rien ne s'explique sans elles. Quelle lumière déjà dans ces ténèbres ! Quelle révélation que cette force vitale qui peut sommeiller pendant des siècles sous l'inertie, sous la mort apparente d'une semence perdue dans la poussière d'un sépulcre, et puis s'éveiller un jour après un si effrayant repos et reprendre sa place dans la chaîne *ininterrompue* des êtres vivants !

Quelle autre révélation que celle de cette forme inaccessible à tous nos sens, résumée, avec la force dont elle est le modérateur et la règle, dans le demi-néant d'un embryon; qui suit tous les développements de l'être avec une souplesse qui confond, avec une précision qui ne se trompe jamais; qui, à travers une multitude de phases, sans cesser d'être elle-même, d'un simple point mathématique devient un chêne, un cheval, un homme! Qu'est-ce donc que cette forme que Leibnitz appelle *un moule intérieur*, que le P. Gratry appelle *un réseau*, à travers les mailles duquel passe et s'écoule sans cesse la substance des corps? Est-ce de la matière, est-ce de l'esprit? Est-ce quelque chose qui n'est ni de l'esprit ni de la matière, qui ne tient ni du corps ni de l'âme, et qui cependant, par suite de sa nature immatérielle, peut comme l'âme traverser la mort? Assurément, nous n'avons pas la réponse à toutes ces questions; mais ces questions sont posées, et par cela seul qu'elles le sont, elles reculent prodigieusement les bornes de notre horizon intellectuel.

Nous ne pouvons concevoir sans être émus ces transmissions et ces transformations de la Vie ; c'est notre propre histoire qui se révèle, nous en pressentons le mystère, et nous y entrevoyons des beautés, des harmonies qui ravissent l'esprit ; car c'est dans le domaine des réalités qui ne se voient, ni ne s'entendent, ni ne se touchent, que l'intelligence prend surtout ses délices. L'étude des faits sensibles tient une grande place dans la connaissance humaine, qui pourrait le nier? Mais celle des faits métaphysiques n'en tient pas une moindre, et c'est là, si je ne me trompe, que sont les plus éclatantes lumières et les plus fermes certitudes.

Quoi qu'il en soit, en me livrant à ces recherches dans le simple but de m'éclairer moi-même, j'ai été heureux de voir cesser, du moins pour mon esprit satisfait, la confusion qui s'introduit depuis un certain temps dans la classification et la hiérarchie des êtres. Grâce à cette modeste étude, j'ai reconnu, ce qui m'avait toujours paru assez vraisemblable, qu'une pierre est une pierre, qu'une plante est une plante, qu'une bête est une bête, et peut-être bien qu'un homme est un homme. ni plus ni moins. On m'accusera de flatterie envers les êtres de mon espèce, et on me trouvera collet-monté, si, à la vue des caractères tranchés qui nous distinguent, j'hésite à reconnaître les liens de parenté qu'on nous suppose avec les animaux; je ne m'en fâcherai pas. Je n'ai jamais pensé qu'un homme fût un Dieu, ni même peut-être un roi; il n'est que ce qu'il est, mais certainement ce n'est ni une pierre, ni une plante, ni une bête; et cela me suffit. Ce qui m'importe uniquement, quelle que puisse être son origine contestée, c'est qu'il soit ce que ne sont assurément ni les animaux, ni les végétaux, ni les corps bruts, je veux dire un être libre et responsable, conséquemment *immortel*. Or, ceci est devenu pour moi d'une clarté qui passe toute évidence, et je m'applaudis tous les jours, en présence de tant de systèmes étranges qui viennent tenter la droiture naturelle de notre esprit, d'avoir persévéré dans des recherches qui devaient aboutir à une si bienfaisante lumière.

Je n'ai pas besoin d'ajouter que je ne me pose en adversaire de personne, j'ai l'humeur fort peu batailleuse, et cette petite tribune n'a pas été dressée pour les luttes mêmes les plus courtoises; je crois cependant qu'avec le XIXe siècle nous sommes entrés dans une ère nouvelle où la franchise devient un devoir. S'il est vrai que la liberté de discussion est une des conquêtes de l'esprit moderne, s'il est vrai que les décisions de l'autorité ne sont pas de mise dans le libre combat des idées, il suit naturellement qu'il y a obligation pour quiconque se croit en possession de la vérité, de l'exposer telle qu'elle lui apparaît, et de l'affirmer courageusement avec toute la force et toute la chaleur de sa conviction. Ici les plus modestes et les plus réservés n'ont pas seulement le droit, ils ont le devoir de parler. La vérité n'est le monopole de personne, et puisqu'il est permis à Paul de dire: *oui*, il est permis à Pierre de dire: *non*. Si Paul se croit le droit d'affirmer qu'il n'y a dans le monde que de la matière, si Jacques se croit celui d'avancer qu'il n'y a que de l'esprit, Pierre et Socrate n'en sont pas moins libres de soutenir que le monde est à la fois esprit et matière, et que c'est l'esprit qui gouverne. Pierre ne doit se laisser intimider ni par certaines assertions hautaines qui semblent vouloir, à force de bruit, fermer la bouche aux opinions contraires; ni par un certain exclusivisme philosophique qui ne consent à entrer dans aucune discussion si préalablement on n'accepte pas les bases fondamentales de son système. Pierre se connaît en véritable liberté, et puisque les lettres sont en république, il veut que la Charte qui les régit soit une vérité.

Voilà pourquoi Pierre, Socrate et moi, nous avons toujours cru qu'il nous appartenait de dire notre pensée, alors même qu'elle n'était pas celle de tout le monde, en reconnaissant, bien entendu, le même droit à ceux qui ne pensaient pas comme nous. Mais en cela nous faisons école nouvelle; car ce qu'il y a de plus rare en ce monde, ce n'est pas la liberté, qu'on réclame d'ailleurs à si juste titre, c'est le respect de la liberté, de cette *liberté pour tous*, dont on fait si bon marché quand il s'agit de l'accorder à autrui.

Nous voici un peu loin du *gros garçon de la fermière*, de l'*œuf pondu par ses poules*, du *grain de blé ramassé dans sa grange;* mais il en va quelquefois ainsi dans l'entraînement d'une causerie familière. Et puis tout n'est-il pas dans tout? Et n'est-ce pas parce que le germe humain est doué de la raison et de la liberté morale, que l'Homme est le maître de sa pensée et que nul n'a le droit de lui imposer la sienne? Nous n'avons donc pas autant dévié qu'il le paraissait. Toutes les grandes vérités se touchent; et peut-être, si l'on voulait y regarder de près, verrait-on sortir de cette étude bien d'autres harmonies qui satisferaient à la fois le cœur et l'esprit.

Metz, Imp. de Ch. Thomas, rue Jurue, 1.

www.ingramcontent.com/pod-product-compliance
Lightning Source LLC
LaVergne TN
LVHW050453160826
845677LV00003B/756

* 9 7 8 2 3 2 9 6 6 9 7 4 8 *